SØVNLØSHET

NATURLIG ALTERNATIV STRATEGI.

SHEILA BER-
Naturopathic konsulent.

INNLEDNING:

Jeg er teknolog mikrobiologisk/kjemisk, som arbeider for tiden som Naturopathic rådgiver.

Jeg skriver denne boken for å gi råd og hjelp, til å behandle søvnløshet problemer, ved å fjerne de grunnleggende årsakene, i stedet for adressering symptomet bare.

Det er mange interne og eksterne faktorer, påvirker kroppen og påvirker hvordan du føler, tenker, handle, spise. Disse er alle manifestert i søvne.

Mye av råd gitt i denne boken, er fra min mikrobiologisk/kjemisk bakgrunn, og min egen erfaring. Jeg bruker boken til begge mine kjære sønner: Phillip og Bernard.

Boken er også dedikert til alle som søker hjelp,
bedre sine liv og undersøke, på en grunnleggende nivå alle
medvirkende faktorer til deres helseproblemer, som følgelig
føre til sine søvnløshet problemer.

* * *

STIKKORD:

Hva er søvnløshet?

Søvnløshet er en søvnforstyrrelse bestående av det manglende evne å sovner lett eller bo sov hele natten. Hyppigheten av vedvarende søvnløshet er høy. Problemer med å starte eller vedlikeholde forfriskende oppkvikkende søvn.

Søvnløshet kan føre til dramatiske nedskrivninger av psykososial funksjoner og generell livskvalitet.

Det er den vanligste søvnforstyrrelse i vår moderne fartsfylt, industrielle og teknologiske verden.

Søvnløshet påvirker __beskjedent__ opptil 50% av den voksne befolkningen, og over 10% det påvirker befolkningen i en __kronisk__ skjemaet.

Grunnleggende årsakene bidra til søvnløshet er tilskrevet PSYKOLOGISKE (EMOSJONELLE) og psykiatrisk FYSIOLOGISKE faktorer.

Effekten av søvnløshet.

En person med søvnløshet kan ha ett eller flere av følgende:

Nedsatt daglig fungerer, tretthet, manglende evne til å fokusere på jobb eller på skolen, dårlig hukommelse.

Redusert reaksjonstid, og søvnighet, som kan føre til ulykker, hodepine og muskelsmerter, obesity problemer, manglende evne til å nyte mellommenneskelige relasjoner.

Med søvnløshet rapporterer dårligere fysisk og mental velvære, som inkluderer noen ganger høyere nivåer av depresjon og angst.

Kronisk søvnløshet forekommer ofte for over en måned, er ganske vanlig i stemningslidelser som Bipolar lidelse eller store depresjonen.

Depressive episoder er symptomene ofte forårsaker søvn problemer.

Folk har maniske eller hypo-maniske episoder ofte finner at de trenger mindre søvn enn normalt. Hvis de får fredfylt søvn, er det så ikke anses søvnløshet.

Men sove avbrudd eller søvnløshet kan utløse en Mani tilstand i folk som har affektive lidelser.
Noen medikamenter brukt i behandling av bipolar lidelse kan føre til søvnproblemer, inkludert følgende anti beroligende midler:

Cymbalta (Duloxetine)
Effexor (Venlafaxine)
Lexapro (Escitalopram)
Paxil (Paroxetine)
Prozac (Fluxetine)

Vurdering og årsakene til søvnløshet.

1. nervesystemet: nervesystemet fungerer som en termometer, som det er knyttet til alle psykologiske og fysiologiske aspekter av kroppen, er det svært følsomme for endringer eller forstyrrelser av andre systemer i kroppen.

Sensitiviteten er manifestert i kroppen og hjernen sove begrunne.

Negative følelser : angst, sinne, frykt, bekymring, tvangstanker. Alle disse følelsene forstyrre en god natts søvn.

Løsninger : 1) **For angst og nervøsitet** : **Lidenskap blomst** ekstrakt-ta 10-15 dråper i ¼ kopp vann i ca 3 uker. Pause for 1 uke, og hvis symptom fortsetter, gjenta det ovenfor, og stopper når følelsen roligere.

1) **Hellige basilikum** – 500 mg. 1-3 x en dag, og du tar 1 natten hvis våken.
Urten styrker immunforsvaret, og produserer kroppen calmness.

2) <u>Dong Quai</u> - 500 mg. 1-3 x en dag, og ta 1 natten hvis ikke søvn.
Dette urt er kjent som Angelica . Det balanserer den hormoner og gir beroligende effekt på kroppen og sinnet.

3) <u>B6 og B-kompleks</u> - 50-100 mg. - ta 2 - 3 x en dag. B-6 er mer effektivt hvis tatt med andre B-vitaminer, sammen med vitamin C 500-1000 mg. Dette vitamin slapper av alle musklene inkludert hjertet og lungene. Den lavere produksjon av stresshormonet kortisol.

Det fungerer som en coenzyme i mer enn hundre metabolske prosesser. Det er nødvendig for normal hjernefunksjon og nervesystemet. Det også øker immunitet.

5) <u>kalsium og Magnesium</u> –1,200 mg kalsium og 500-600 mg. Magnesium, delt i 2 - to ganger om dagen. Det er en naturlig muskelavslappende kombinasjon, som har en beroligende virkning på nervesystemet. (brus kan faktisk stripe bort kalsium).

6) <u>Magnesium Citrate/Malate</u> - 500-1000 mg. Ta bare hvis du føler rastløse, eller oppleve rastløse bein syndromet.

<u>Merk </u>: *Denne Magnesium skjemaet bør tas separat og i tillegg til kalsium og Magnesium supplement. Igjen, bare når opplever uro og angst. Det slapper musklene inkludert hjertet og lungene, gir naturlig ro, reduserer stress og søvnløshet, bidrar til å opprettholde lavt blodtrykk, fremmer sunn celleproduksjon og fremmer sunn pH balanse.*

i ekstreme nervøsitet tilstand: ta <u>Valerian pakke</u> - 5-10 dråper på tungen, swash og svelge, <u>for umiddelbar</u> <u>lettelse</u> i ca 2 minutter!

<u>Merk </u>: <u>*Ta Valerian trekke noen ganger bare i*</u> <u>*stress og*</u> <u>*angst. Avslutte når symptomene avta.*</u>

<u>**2. døgnrytmen søvnforstyrrelse (CR)**</u>: *Hvis rytmen er forstyrret grunn for å reise, nattlig skiftarbeid, uregelmessig og sent leggetid, kroppen produserer mindre Melatonin (søvn induser), og flere av kortisol (stress hormon). De riktige forholdet er å ha kroppen produsere mer Melatonin, og mindre kortisol .*

Løsninger : 1) å få tilstrekkelig mengde Melatonin, må å utsette kroppen for sollys i løpet av dagen. Om vinterenkan du supplere sollys, ved hjelp av spesielle hvit LIGHT SYSTEM, vanligvis brukt for Seasonal Affective Disorder (SAD). Det fungerer! Prøv det!

2) Ta Melatonin supplement-1 kapsel/tavle 3-6 mg. 15 minutter før sengetid.

3) Redusere høyt kortisol-nivå vanligvis forbundet med angst, ta Colustrum 500 mg 1-3 kapsler daglig.

4) Pantotensyre (B5) 100-250 mg. en gang om da gen. Det kan også tas i løpet av natten hvis du ikke klarer å sovne, eller forbli sovende. Det kalles STRESS B-vitamin.

Hvis du tar en eller alle av kosttilskudd oppført ovenfor, under Nervesystemet, din kortisol hormon nivå skal være lav. Du vil redusere angst nivået og føler mer rolig.

3. fordøyelsessystemet: *fordøyelsesbesvær forårsaker kroppen uro, som det krever mye oksygen hjelper fordøyelsen, frata andre deler av kroppen får tilstrekkelig oksygen levere å fungere godt og føler avslappet.*

Løsninger : 1) ta fordøyelsesenzymer som inneholder okse galle og HCl (saltsyre).

En god merkevare heter "Nå": SUPER ENZYMER, kan fås på noen helse butikk. Ved www.vitacost.com.

2) siste måltid bør være ca. 3 timer før leggetid.

4. hormonell ubalanse: *hormonell ubalanse kan forstyrre samlede kroppsfunksjoner, fører til dårlig søvnmønster.*

Løsninger : 1) ta en periodisk blodprøve. Hvis ubalanse presenterer, ta det med din lege.

2) <u>Dong Quai</u> - Ta 500 mg. 1-3 kapsler om dagen, i 2 uker. Dong Quai brukes også for effektivt behandle PMS, leddgikt, og redusere blodtrykket. Den har en beroligende effekt. Det fremmer hormonell balanse, menn og kvinner.

3) <u>Wild yam</u> - 500 mg. 1 kapsel 2-3 per dag for 2 uker.

5. thyroid ubalanse: sjekke hvor skjoldbruskkjertelen. Ubalanse forstyrrer samlede kroppsfunksjoner.

<u>Løsninger</u> : Ta en periodisk blodprøve. Hvis ubalanserte, adresse det med din lege.

6. høyt blodtrykk: Hvis blodtrykket er høy, adresse det med din lege.
Følgende naturlige urter kan fremme og opprettholde lavt blodtrykk.

Løsninger:

1) *gurkemeie:* ¼ TS i ½ kopp kokt vann. Kule og drikke 2 - 3 ganger om dagen. Det er en blod tynnere, anti inflammatorisk, og fremmer også lavere blodtrykk.

2) *Selleri* : Spiser 2-3 stokker daglig. Det fungerer!

3) *Magnesium Citrate/Malate* : Det beroliger alle musklene, organer inkludert hjertet.
Det beroliger også den korrupte og arteriell systemet, ved å utvide dem, og slik at blod kan strømme gjennom, uten overdreven trykk.

4) Holde din *Natrium* inntak *lav.*

5) Ta *Kalium - 99 mg* . 1-2 kapsler daglig. Det vil redusere blodtrykket. Det vil også holde elektrolytt væsker balansert, og balansert blod pH.

7. pH ubalanse: *kroppen vår er vanligvis mer surt, og derfor pH ubalanserte.*
Dette er vår moderne kosthold som er svært sure, samt høyere stressnivå, noe som resulterer i høyere mikrobiell nivå i kroppen vår. Høyere mikrobiell nivå gir et høyere nivå av betennelse.

Mikrober produsere syre gjennom metabolismen. Surt body er en urolig og fratatt oksygen.
Alkalisering er nødvendig, fordi det vil redusere mikrobiell nivå, og vil fremme høyere oksygennivå. Det vil også gi generell ro, som er nyttig å indusere bedre søvn opplevelse.

6) Holde din **Natrium** *inntak* **lav.**

Løsninger:
1) holde inntaket av følgende, til et **minimum:** **sukker, karbohydrater, hvitt mel produkter, kaffe, kakao, Coca-Cola, øl, rødt kjøtt, hvete, bygg, oljer (som er lav i omega), fett, syltet mat som inneholder eddik.**

Merk : *Andre viktige matvarer er også Sure, men de er avgjørende for vårt daglige kosthold, og kan ikke unngås. For å nøytralisere body Surhet (syre pH), jeg anbefaler en enkel og et svært effektivt middel, som følgende:*

Ta **Natron** *(Bi-natriumkarbonat)- ½ TS i 1 kopp vann, rør godt og drikke. Ta det etter et kraftig måltid, til også hjelpe fordøyelsen. Det gir rask lettelse for fordøyelsesbesvær, samt gi deg mer energi.*

Det balanserer kroppen pH og det discourages veksten av uvennlige micro-organisme (gram negativ bakterier).

8. mikrobiell høy (inkludert virus, bakterier, sopp, gjær, ormer:

En sunn kropp generelt har vennlig samt uvennlig bakterier, inkludert gjær, på et akseptabelt nivå og i balanse.

Vennlige bakterier kalles: <u>Aerobic</u> bakterier.
Uvennlige bakterier kalles <u>Anaerobic</u> bakterier.

Anaerob bakterier fungere uten oksygen, og i mange og balanserer i tarmen flora, det vil bidra til utviklingen av infeksjon og betennelse i kroppen.

Gjær og sopp, også, hvis du er på en stor grad, resultatet er en ubalansert tarmflora. De er en viktig medvirkende faktor til kroppen infeksjon og betennelse.

Hva skyldes ubalanse i vår tarmflora?

Svar: Svært sure kosthold, høyt stressnivå, hormonelle ubalanse, høyt sukker og karbohydrater inntak, høyt alkoholinntak, mat giftstoffer inkludert bakterier, gjær, sopp, ormer og virus og miljøgifter.

*Løsninger : 1) ta **probiotika** som inneholder 5-10 milliarder aktive celler av <u>Acidophilus og Bifidus</u> (vennlige bakterier) 1-2 kapsler om dagen, med et glass <u>varmt vann</u>, aktivere dem.*

1) <u>Alkalize</u> : Nøytralisere din kropp surt pH Surt pH bidrar til en høyere tilstedeværelse av mikrober, og mikrober metabolitter slipp enda mer syre i vår kroppsvev. Det er som en ond sirkel.

9. Vitamin D3 mangel:

Vitamin D3 er nå anerkjent som en viktig aktør i å bidra til generelle helseskader. Det forbedrer søvn mønstre. Det forbedrer ditt sinn og helse generelt.

Forskning har vist koblingene mellom vitamin D3 og et sterkt immunforsvar, sunt hjerte og sterk vilje. Alle disse tingene er også hjulpet av bedre søvn oppnådd når kroppen får en tilstrekkelig tilførsel av vitamin D3.
<u>*Den D3 er den mest lett absorbert av menneskekroppen.*</u>

<u>Anbefales inntak:</u> 3000 IE - 7000 I.U daglig. Beste tatt med Omega olje, for maksimal absorpsjon. It is fettløselige.

<u>10. alkohol og kaffe:</u> *minimere din alkohol og kaffe. De kan forstyrre REM søvn.*

<u>Ikke forbruke</u> dem etter 2 pm, som de vil også forårsake avbrutt søvn mønstre.

<u>11. generelle smerter og muskelsmerter:</u>

Smerte utløser dårlig søvn. De viktigste årsakene til søvn tap på grunn av smerte er ryggsmerter, hodepine, magesmerter og ansikts smerter. Også, muskel smerter, som inkluderer artritt og fibromyalgi, kan føre til dårlig søvn. Smerter fra kreft, sykdommen selv og dens behandling, er også en stor lovbryteren forårsaker dårlig søvn. Smerte er en alvorlig forstyrrelse å sove.

Her er tips for å få bedre søvn, for alle som lider av kroniske smerter:

- Begrens koffein inntak, og forbruke før 14.00.

- Limit alkoholinntak.

- Unngå energisk morsjon. Lett treningsøkt på ettermiddagen kan imidlertid være nyttig.

- Ta en kort lur på ettermiddagen, ikke mer enn 20 minutter. Bruk av smertestillende og/eller sovepiller kan være effektive, men bare under oppsyn av lege.

- Praksis øvelser, som dype abdominal pust.

- Mål for en vanlig sengetid.

- Opprette et rolig miljø.

- Holde soverommet helt mørkt. Holde temperaturen på et ideelt litt kjølig område: 18-20 grader Celsius. Det hjelper deg med å puste og sove bedre.

- Hold deg rom fuktet i vinter. Tørr luft kan gjøre søvn vanskelig. Investere i høy kvalitet steam luftfukter. Du kan eventuelt plassere en plast bolle fylt med vann, ved sengen. Det er enkelt og svært effektivt!

12. rastløse bein-syndromet:

Restless legs syndrom (RLS) er en nevrologisk lidelse preget av bankende, trekke, krypende, eller andre ubehagelige følelser i bena og en ukontrollerbare, sv, overveldende trang til å flyttes. Symptomer oppstår hovedsakelig på natten når en person er avslappende eller resten og kan øke i alvorlighetsgrad i løpet av natten.

Flytte bein lindrer ubehag. Den fornemmelser variere i alvorlighetsgrad fra ubehagelig å irriterer smertefulle.

Den mest karakteristiske eller uvanlig aspektet av betingelsen er at liggende og prøver å slappe av aktiverer symptomene. Fleste med RLS har problemer med å sovne og/eller bor sover. Hvis venstre ubehandlet, forårsaker tilstanden utmattelse og dagtid tretthet.

Symptomene er helt eller delvis avløst av bevegelse som å gå eller strekke.

Årsakene er mange og noen av dem er: røyking, alkoholforbruk, jernmangel (anemi), angst, B-vitaminer og mineral mangel

Naturlig behandling anbefales for RLS:
a. Reduksjon og eliminering av alkohol, nikotin , og koffein fra kostholdet kan være svært nyttig.
b. Moderat trening hjelper betingelsen.
c. Jern tabletter tatt i vegetabilske skjemaet, kan være svært nyttig.

d. *Magnesium Citrate - 500-800 mg - to (2) x en dag. Dette mineralet er svært nyttig, på grunn av sin muskel muskelavslappende effekt. Det bidrar til å senke blodtrykket, og holder nervesystemet i optimal helse.*

e. *Vitamin B6 - 100 mg-1-2 ganger om dagen.*

f. *Folsyre - 1-5 mg - en gang om dagen. Det er svært gunstig for alle nevrologiske lidelser, inkludert rastløshet.*

g. *Massasje - En naturlig måte å behandle rastløse bein syndromet. Masserer eller elting musklene kalv hjelper fremme blodtilførsel til området, derfor bidra til å avlaste rastløse bein.*

13. elektromagnetisk stråling og følsomhet:

Stadig flere begynner å mistenker eller tror at eksponering for EMF (elektromagnetiske felt) generert av elektriske enheter føre til en rekke helseproblemer. Noen av de helsemessige problemene skylden på EMF eksponering: søvnløshet, hodepine og følgende:

- *Mental tåke*
- *Vage tretthet*
- *Kreftformer som leukemi*
- *Hårtap*
- *Immunsystemet svakhet*
- *Hudproblemer*
- *Depresjon*
- *Fordøyelsesproblemer*
- *Angst og rastløshet.*

A studie har funnet at tunge eksponering for mobiltelefoner forkortet trinn 3 og 4 søvn som REM ventetid.

Det viktigste å gjøre for å unngå EMF bivirkninger er å skjerme hjemmet eller minst kroppen. Det er nå en funksjonær angivelse av EMF følsomhet på medisinsk koden bøker.

Naturlig behandling anbefales for beskyttelse:

- *Begrense din mobiltelefon bruk før hvilemodus*

- *Holde telefonen på passende avstand fra kroppen mens du sover*

- *Ta jod kosttilskudd regelmessig*

- *Prøv å bruke en mobiltelefon med et relativt lavere SAR.*

- *Minimere din bruk av datamaskinen eller bærbar PC– hvis mulig.*

- *Iført eller bruker <u>skalar anheng eller skjold</u> (som en uprøvd metode) som er hevdet av talsmenn råd til noen beskyttelse. En av dem kalles <u>Q-Link</u>. Personlig finner jeg Q-Link svært nyttig.*

- *Fjern vekkerklokken fra din nattbord, og plassere den i fornuftig avstand på ca 6 feet fjerne. Dekke det om natten, å tillate totalt mørke i rommet.*

- *Ha en <u>neodymium magneter</u> disk, Nordpolen (negativ) siden på huden. Se instruksjonene nedenfor.*

** Sted <u>magnet's Nordpolen</u> (negativ) <u>siden opp</u>, vender den hud, på magen område, midt i kroppen.

Mange mennesker er mer praktiserende bruk av magneter akkurat før du sovner. De kan brukes også på dagtid.

The Nordpolen siden av magneten er veldig beroligende, avslappende, og har magiske helsefordeler. Det er healing, samt fremme bedre søvn.

For å holde magneten på plass, kan du plassere en krone
på kvelden slitasje, bare over magnet. Krone vil holde seg
til magneten, holder den på plass.
Så snart du står opp om morgenen, kan du fjerne
magneten.

Gjør over nattlig, for å fremme en rolig søvn.

** Det er viktig at du sørge for at du <u>bare</u> plassere
<u>(negativ) nordsiden på kroppen</u>. Sørsiden begeistrer
kroppen og motsatte.

* For mange mennesker, denne magnet fungerer som en
sjarm, som det slapper og gir dem en fredfylt søvn hver
kveld. Det fungerer! Prøv det, har du ingenting å tape!

Rare earth <u>neodymium magneter</u> er blant de mektigste rare
earth magnetene. I helsesektoren er de svært populære. I feltet
alternativ helse neodymium-magneten brukes <u>å kurere mange
lidelser inkludert muskelsmerter.</u>

Ifølge helse forskere antas magneter å ha muligheten til å redusere skader utvinning tid og <u>betennelse</u>. Bortsett fra det, det er også i stand til å forbedre normal sunnhet av <u>stimulere blodsirkulasjonen.</u>

Med magneter for helse er svært gunstig fordi <u>de er fri for skadelige bivirkninger, og ikke invasiv samtidig</u>. Magneter gi deg energi! De er en viktig kilde til energi.

Magnetisk instrumenter brukes til å levere helsemessige fordeler inkluderer smykker og massasje utstyr. Magnetiske armbånd og andre magnetiske smykker brukes vanligvis til å lindre smerter i muskler og ledd. Selv i postoperativ perioden, kan rare earth magneter være til stor hjelp. <u>Det lindrer smertene.</u>

*<u>Det fremmer også en god søvn mønster</u>.

<u>Elektrokjemi</u> tilbyr mange interessante teorier som støtter de medisinske anvendelser av magneter.

Ved hjelp av magnetisme, de helsemessige fordelene du kan nyte inkluderer redusert stress, <u>lindrer søvnløshet</u> og <u>migrene</u> . Studier har vist at med langvarig bruk, du kan ha langsiktige helse, som mer energi og vitalitet. Hvis du lider av migrene, kan iført en magnetisk halskjede hjelpe lindre hodepine og redusere alvorlighetsgraden. I motsetning til smertestillende, helse magneter ikke blokkerer smerte signaler til hjernen.

<u>De arbeide direkte med området smerte.</u> Denne er anledningen hvorfor neodymium og andre helse-magneter plasseres så nær poenget med smerte som mulig. Andre plager få lindring rare earth magneter er kronisk smerte, muskler stivhet og leddgikt smerte.
De statiske magnetiske feltene, produsert av iført magneter for helse, kan redusere betennelse ved å trenge gjennom huden, og dypt inn i vev, og dypere inn i blodet strømmer.

Det negative magnetfeltet (Nordpolen siden) produserer negative ioner, som er ansvarlig for normalisering av metabolske funksjoner og bistå i å redusere smertefull tilstand utløst av betennelse eller celle degenerasjon.

Når det negative magnetiske feltet har gjort kontakt med huden, skadede celler vil reagere med den forårsaker omstillingen ioner i deres respektive og riktig posisjon.

Til slutt skade celler vil stoppe og helbredelse starter over flere dager.

Magnetfelt produsert av de permanente magnetene forbedre og regulerer blodsirkulasjonen med sine interaksjon med jerninnhold i blodet. Magnetismen går dypt inn i huden og tiltrekker jern i blodet, røring bevegelse i blodet.

* Få mer informasjon om helbredelse Neodymium magneter, gå til:
http://www.sooperarticles.com/Health-fitness-articles/General-Health-articles/What-Rare-Earth-Magnets-do-Health-68471.html

14. støy: det er mange mennesker miste søvn grunn eksterne og interne støy i miljøet .

Eksperter sier intensitet, abruptness, regularitet, påtrengende, kjennskap og regulariteten på lyder alle påvirker søvn.

Støy på nivåer så lavt som 40 desibel, eller så høyt som 70 desibel generelt holde oss våken. Men kan fraværet av en kjent støy også forstyrre søvnen. Byboerne kan ha problemer med å sovne uten velkjente lydene av trafikk. Eller en reisende kan finne det vanskelig å sove uten kjent tick, tick, tick av vekkerklokken hjemme.

Litt støy, kan men irriterende først gradvis ignoreres, tillater søvn å følge. Imidlertid viktig støy, som en forelder baby gråte, en røykvarsler eller selv egen navnet å bli kalt, er ikke lett assimilert og generelt oss våken snapper.

Løsninger:
1. hvit støy machine-"Sleepmate"
For å forstå løftet av hvit støy, må en først forstå sin
mekanikk. I sin reneste form egentlig det ikke støy på alle.

Hvit støy , som er også kjent som white lyd, er en
kombinasjon av lydfrekvensene i like mengder. Akkurat som
en hvit lysstråle består av alle fargene i
fargespektret, hvit støy består av alle lydfrekvensene.

Fordi den inneholder alle lydfrekvensene fra høye lyder
svært lave lyder, har den en svært gunstig støy avbryter
eller "maskering" effekt.

Hvit støy høres en langsom beroligende "whoosh".

noen sier det er lyden av regn, eller bølgene forsiktig
kjærtegnet land eller vinden blåser gjennom trærne. Det er
en veldig rolig lyd som instinktivt lindrende og beroligende
til ørene og hodet av mennesker i alle aldre.

Hvit støy er faktisk en lyd som er gitt til oss av mor natur, på samme måte som hun har gitt oss med vann og luft.
På markedet er det Elektromekanisk lyd conditioner kalt "Sleepmate".

"Sleepmate" gjør mekanisk en "ekte" lyd i motsetning til en gjengis eller simulert høres andre hvit støy maskiner. Det ikke sløyfe. Med "gjentakelse" mener jeg spille av en innspilt eller simulert segmentet av lyd over og over. De fleste andre hvit støy maskiner loop men noen skjule det bedre enn andre.

Det er veldig viktig å få en maskin som ikke gjentas. Hvis du finner en repeterende kvalitet lyden (for eksempel en kvitre som gjentas over og over 5 sekunder), så det kan være irriterende som lyden du prøver å skjule.

2. bakgrunn beroligende musikk:
Spille rolig, fredelig musikk som lyden av bølger, vann synker, eller milde vinden blåser.

3. øre plugger: *mange finner seg også for å være ganske nyttig.*

4. akustisk isolasjon til veggene og taket:

Konsultere med en akustisk entreprenør eller ingeniør. Noen ganger er det svært verdt å investere i slike isolasjon, for å få en varig fred i sinnet. Resultatene er definitivt verdt alle tiltak som er involvert i et slikt prosjekt.

Spørre om isolasjon for: 1. lavfrekvensstøy 2. Høy frekvens støy, samt 3. Påvirke støy.

Materialer:
Stille Rock gips 5/8" 1-2 lag, grønne lim, furring HAT kanal, masse lastet vinyl barriere ark, ROXUL sikker & lyd 3". Sikre dekket av alle pigger med akustisk isolasjon tape, som er ekstremt viktig, i støy reduksjon.

Samle all nødvendig informasjon, og noen eller alle de ovennevnte. Få sitater fra flere leverandører, og spør dem hva deres spesifikke plan er, materialet brukes, deres avgift, tidsrammen for å fullføre prosjektet, <u>garantiog</u> anbefalinger.

Ha alt klart skriftlig med entreprenørens signatur.
Husk å få en <u>offisiell bekreftelse</u> ved betaling.

15. temperatur og dens effekt på søvn:

Punktet der søvn forstyrret på grunn av temperatur eller klima varierer fra person til person. Vanligvis vil temperaturer over 75 grader Fahrenheit (24 grader Celsius) og under 54 grader (12 grader Celsius) våkne folk.

Den optimale temperaturen egnet for komfortabel søvn, er 18-20 grader Celsius (64-68 grader Fahrenheit).

16. høyde:

Jo høyere høyde, jo større er søvn avbrudd. Vanligvis blir søvnforstyrrelser større i høyder på 13,200 fot eller mer. Forstyrrelse er antatt å skyldes redusert oksygen og tilhørende endringer i åndedrett. Fleste justere til nye høyder i omtrent to til tre uker.

17. støvmidd:

1. *i 10 år, døde støvmidd og deres avfall kan doble vekten av din madrass.*

Bruk Bed Bug og støv Mites, pute og madrass protector dekker. *De er din første forsvarslinje mot støv allergier! De også holde pute og madrass kult, som bidrar til å sove bedre.*

Kjøpe et godt merke som vil vare en levetid.

Det er flere gode merkevarer, en av dem er:
SecureSleep ™ Bed Bug madrass dekselet sett - blokk støv mites for - på nettstedet: **www.allergybuyersclub.com.**

De selger produkter på forskjellige prisklasser.

2. endre din putevar 2 - 3 ganger peruke. Søvn kvalitet vil forbedre enormt. Du vil merke forskjellen!

18. tilstrekkelig pute og madrass for optimal støtte:

a. *Velg en fast madrass. Du kan støtte ryggen av å velge en fast madrass. Selv om det kan ta 1-2 uker å justere til, det er vel verdt investeringen og vil være til stor hjelp i det lange løp.*

Madrasser som synke eller for myk, at ryggraden til å gå for dypt til en kurve. Dette kan medføre slik at du med et vondt.

b. *Bruk en middels fast pute. Det vil gi hodet og halsen bedre støtte. En rullet håndkle kan plasseres under halsen om nødvendig. En middels fast pute kan også plasseres, under knærne, og Ben for en mer avslappet, naturlig posisjon.*

pH ubalanse påvirker din søvn. Hvordan alkalize?

Hvorfor surt pH bidrar til et høyere mikrobiell nivå i kroppen vår?

Svar: *Surt pH er høy i H (Hydrogen) ioner, og lav i O2 (oksygen) ioner, dermed muliggjør anaerob bakterier og andre skadelige mikrober å multiplisere og funksjon uten tilstedeværelse av oksygen. Hvis de er på en stor grad, kan de forårsake skade på kroppen. De produserer infeksjon og betennelse.*

Hvordan alkalize?

Den enkleste metoden er som følgende: ta ½ ts av natron (natriumbikarbonat) i 1 kopp vann. Rør godt og drikke. Med drikke ta 1 kapsel av kalium Citrate 99 mg. for å balansere kroppen elektrolytisk væske.

Natrium og kalium må være i balanse for kroppen å fungere på optimal. Det vil også hjelpe holde blodtrykket i balanse, og hjertet pumper på optimalt!

Natron drikke øker oksygennivået, dermed øker energi. Det hjelper i å forbedre fordøyelsen.
Ta bakepulver drink er spesielt gunstig, etter et kraftig måltid.

Hvis du føler at du er svært sure, kan du gjenta den ovenstående prosedyren, to ganger om dagen.

Pusteproblemer og behandling:

Å puste på optimalt nivå, skal trachea luft røret være klar av betennelser og slim.
Betennelse har tas av enten medisiner hvis alvorlig og/eller behandle det med naturlige kosttilskudd som følger:

1. Tran - 2-4 ss daglig.

2. *Gurkemeie* - *1/4 TS i 1/2 kokende vann. Kjøle og drikke varme 3 x en dag å kvitte seg med slimet.*
3. *Betakaroten* - *10 000 IE - 2 x en dag.*
4. *Vitamin D3* - *3,000-5,000 IE daglig.*
5. *Honning* - *1 ts 3 x en dag, uten vann. La den honning å bruke anti bakterielle egenskaper, uten skylling det med vann i ca 15 minutte.*

 Lunge airways vil også føles utvidet, slik at du kan puste mye bedre!

6. *probiotika* -*5-10 milliarder aktive celler, i kapsler 1-2 x en dag. De å bekjempe betennelse svært effektivt!*

Å utvide din lunge airways og lungene *den følgende kosttilskudd er også sterkt anbefalt:*

1. *Magnesium Citrate/Malate* - *500 mg. 2-3 x en dag.*
2. *Honning* - *1/2 - 1 ts - 3 x en dag, uten vann.*
3. *Tran (flaske)* - *2-4 ss døgnet.*

4. _Svart frø (Kalonji frø)_ - _1/4 TS tygget eller knust godt. Svelge med 1/2 kopp varmt vann, 2 ganger daglig. Frøene kan Kjøp helst Østindere butikk. Det er garantert å utvide vel luftveiene! Kalonji frø er et rart frø, og har blitt brukt til å kurere mange sykdommer, i tusenvis av år, i mange land av mange kulturer._

Biokjemiske nivåer og periodisk blodprøver:

Blood testene er svært vanlig.

Når du har rutinemessig checkups, vil legen anbefale blod-tester for å se hvordan kroppen fungerer.

Følgende bør kontrolleres hver 6 eller 12 måneder:

- _Hemoglobin teller,_
- _Antall hvite blodlegemer,_

- *ESR (betyr betennelse nivå),*
- *Jern nivå,*
- *B12 - vitamin nivå,*
- *Vitamin A nivå,*
- *Kortisol-nivå (betyr stressnivå),*
- *Kalium nivå,*
- *Allergi tester.*

Daglig mikrobiologiske og kjemiske giftstoffer eliminering, og hvordan det vil forbedre din søvn.

Når kroppen er belastet med giftstoffer, kroppsfunksjoner er forstyrret og derfor arbeide ineffektivt. Som et resultat vil dette også påvirke kjemiske reaksjoner i hjernen.

Følgelig vil kroppen din føle unrested, sammen med manglende evne til å sovne, eller opprettholde en god natts søvn.

Kjemiske og mikrobiell giftstoffer omfatter følgende:

bakteriell/gjær/sopp gjengroing
- *kronisk parasittiske infeksjon*
- *kronisk virusinfeksjon*
- *kvikksølv dental amalgam*
- *lever, nyre og tarmproblemer*
- *svak lymfe og huden eliminering*
- *tungmetaller*
- *plantevernmidler og plantevernmidler*
- *kronisk bruk av legemidler*
- *mat kjemikalier og tilsetningsstoffer*
- *matallergier og sensitiviteter*
- *raffinert sukker, raffinert mel*
- *hydrogenert og transfett*

- *kaffe, alkohol og tobakk*
- *vrede og harme*
- *kronisk bekymring, frykt og tristhet.*

Bo sunt innebærer bevissthet om giftstoffer, unngå og eliminering av giftstoffer, og ernæringsmessige reparasjon mobilnettet skaden opprettet av disse giftstoffer i kroppen din. Der er mange toksin du unngår definitivt. Bli kunnskapsrik og klokt.

Det er giftstoffer som du ikke kan unngå derfor avrusning programmer er av største betydning, der inntak giftstoffer fra mat og vann, inhalere giftstoffer fra luften, og absorbere giftstoffer gjennom huden din er en daglig hendelse.

For å bli og forbli sunt, er eliminere og skiller ut tilstedeværelsen av disse sykdom-produserende stoffer fra kroppen din ikke bare nyttig, men også avgjørende for å oppleve fantastiske helse.

Utføre en vanlig avrusning for å opprettholde god helse er som daglig børsting og tanntråd tennene for å opprettholde god tannhelse.

De viktigste organene i kroppen for å befri deg av disse giftstoffer, og fjerne avfallsstoffer er: innvollene, leveren, nyrer, lymfatisk sirkulasjon, huden og lungene.

Fantastisk helse innebærer å holde disse organer og systemer godt avstemt. Avgiftning programmer understreke og hjelpe disse organer eliminering å skille ut giftstoffer og avfall effektivt.
Gift opphopning kan også føre til generering av frie radikaler. Frie radikaler er naturlig forekommende i kroppen, men med tillegg av giftstoffer er mer generert, som med tiden kan være skadelig. Frie radikaler er en svært reaktivt, ytterst ufrankert kjemiske forbindelser, som forårsaker vev ved å angripe protein, DNA og cellemembraner.

Overdreven frie radikaler fører til mange degenerative tilstander, avansert aldring og bidrar selv til utviklingen av kreft.
Gift oppbyggingen fører til betennelse i kroppen. Dette fører til gjengjeld betennelsesreaksjon. Selv om betennelse kan være beskyttende for kroppen, kronisk betennelse er ganske ødeleggende og fører til ulike degenerative tilstander, inkludert auto-immune sykdommer.

Behandling for å fremme effektiv tarm eliminasjon:

1. spise mat høy i Fiber:

Fiber rik mat som frukt, grønnsaker og helkorn er avgjørende i å fremme gode tarm eliminasjon.
En høy fiber diett gjør avføring mykere pass, dermed skape mindre anstrengende, mindre forstoppelse og muligheten for hemorroider.

Daglig kosttilskudd fiber er en naturlig rette for mange fordøyelsesproblemer. Du vil merke en positiv endring i tarm funksjoner, med en økning av fiber i kosten. Det er ideelt å ha 1-2 avføringer daglig.

Psyllium skall Fiber - er et annet alternativ. Det kan tas 1-2x en dag, 1 ss blandet i 1 kopp vann. Den arbeider like en ynde. Psyllium skall kan kjøpes på noen helsekost butikk.

2. daglig mosjon:

Hvis du ikke liker å trene, kan du starte ved å gå mer, ta trappen istedenfor heisen og gjør vann-aerobic, som svømming.
Sykling eller stasjonære sykkeltur er en god vei å gå. Det øvelser også magemusklene, som hjelp i tarm regularitet.

Legger til mage crunches eller sit ups, i øvelsen rutinen er svært nyttig i å forebygge forstoppelse og fremme god bowel eliminering.

2. *drikk 6-8 kopper vann daglig:*

Vann er svært gunstig for optimal helse, og også å fremme god bowel eliminering. Vann er også en naturlig krakk mykner hvis vi drikker nok av den.

Opprettholde kolon fuktig ved å drikke en tilstrekkelig mengde vann, gjør det enklere for tarm eliminasjon, og også med fiber, vann hjelper for å feie giftstoffer fra tarmen. Dette bidrar til å holde ditt fordøyelsessystem som en helt sunn, slik at det kan fungere mer effektivt.

Vann kan brukes i form av suppe, juice, kaffe, vanlig te eller urtete.

4. *ta probiotika:* *1 - 2 x en dag, med 1/2 kopp varmt vann. De hjelpe positivt rengjøre kolon fra uønskede mikrober, gjær og skadelige bakterier. De fremmer sunn avføring. Finner du på forskjellen!*

5 . Ernæring :

Spise en hel mat diett kan hjelpe redusere gift eksponering for systemet.

Unngå matvarer som inneholder unødvendige giftstoffer. Også kan spise en diett som er mer alkalisering i naturen hjelpe redusere syre i systemet og redusere gift belastning i kroppen.

6. resten:

Avslapning og tilstrekkelig søvn er avgjørende for riktig organfunksjon som er nødvendig for tilstrekkelig fjerning av giftstoffer.

7. eliminering gjennom huden:

Bade bort kroppen giftstoffer ved å behandle deg selv til et bad som inneholder Epsom salter, som inneholder magnesium som er mangelfull i mange av oss og natron, som er en pH-balanserende agent.

Bade i moderat varmt vann, i ca 20 minutter. Giftstoffer fjernes fra kroppen din, via huden.

Du kan bade i Epsom salt daglig, eller 2-3x i uken.

Det er best å bruke en naturlig loofa, en semi soft fibrøs svamp, for å åpne porene av forsiktig skrubbe Epsom løsningen over hele kroppen din.

8. snakk med legen din:

Vennligst t alk til Naturopathic lege om hvilke personlige gift eliminering planen ville være best for deg. Laboratorietester kan kjøres for å bestemme nøyaktig hvilke gift er belaste systemet, etterfulgt av en individuell plan å hjelpe eliminering.

Barn og søvnløshet:

Mangel på søvn i barn eller søvn deprivasjon kan føre til kognitive og fysiske problemer. Barn kan for eksempel ha problemer med å konsentrere seg på skolen. De kan vise atferdsmønstre som er mer aggressive enn normalt.

Barn kan også være irritert når de er berøvet søvn.

Noen leger anbefaler Melatonin behandling for barn som lider av kronisk søvnløshet. Fordi det ikke er noen retningslinjer for å gi Melatonin til barn, bør foreldre være forsiktig med å administrere dette tillegget til barna.

Slik at barna å være oppe sent i helgene vil bare bidra til akkumulert søvnmangel med tid. Kontroller at du snakke med barnet om hvor viktig søvn.

Livsstilsendringer med begrenset TV-seing opptil 4 timer før sengetid kan være alt som er nødvendig for å hjelpe barnet sove. Hvis du ikke vet hva du må gjøre, snakke med ditt barns barnelege eller helse leverandør for flere råd om herding søvnløshet hos barn.

Kosttilskudd for barn - for å indusere søvn:
- *Lidenskap blomst pakke - 10-20 dråper i ¼ kopp vann, bare før sengetid. Ta den for ca 2 uker og stoppe for 1 uke.*

Ta bare ved utbruddet av angst og rastløshet. Lidenskap blomst regnes som en svært trygt urt.

- *Melatonin - 3-5 mg. kapsel/tablett, 15 minutter før sengetid.*

- *Vitamin B5 -(Pantotensyre) - vitamin kan bidra til å håndtere stress fra psykologiske belastning, migrene, kronisk utmattelsessyndrom og røyking og alkohol opphør.*

Pantotensyre har lenge vært kjent er avgjørende for konsekvent antistoffproduksjon.
Ta en tablett 25-50 mg. bare før sengetid. Du kan ta det i kanskje, om å bli sovende.

- <u>Vitamin B6</u> - (Pyridoxine) -pyridoksin er et spesielt viktig vitamin for å opprettholde sunne nerve og muskel celler og det hjelpemidler i produksjonen av DNA og RNA, kroppens genetiske materialet. Det er nødvendig for riktig absorpsjon av vitamin B12 og produksjon av røde blod celler og celler i immunsystemet.
Vitamin B6 er nødvendig for <u>produksjon av Serotonin</u> og bidrar til å opprettholde sunt immunforsvar funksjoner.

Vitamin B6 er indisert for behandling av anemi, nevrologiske forstyrrelser, seborrhoeic dermatitt og cheilosis. I kombinasjon med <u>folsyre</u> og <u>vitamin B12</u> senker vitamin B6 homocystein nivåer som er en aminosyre som er knyttet til hjertesykdom og hjerneslag, og muligens andre sykdommer.

<u>Ta en 25 mg. tablett før sengetid</u>. Du kan ta det i kanskje, om å bli sovende.

- <u>Lecithin</u> - **Gi barnet varme glass melk før sengetid. Tillegg til melk 1 ss <u>Lecithin</u> granulater og 1 ts <u>honning</u>. Lecithin induserer søvn og også fremmer et sunt nervesystem.**

- <u>L-Theanine</u> – **500 g. (En aminosyre som er utvunnet fra te blader) - 1 kapsel før sengetid. Det reduserer angst og fremmer rolig.**

- <u>Lett snacks før sengetid</u> **-en lett matbit ca to timer før sengetid, som faller og bor søvn kan være vanskelig hvis barnet er sultne.**

Sunn snacks kan bidra til å ta kanten av av sult og hjelper ham/henne sove gjennom natten.

Snacks bør inneholde mest karbohydrater og en liten mengde protein.

Denne kombinasjonen kan øke tilgjengeligheten av tryptofan (en aminosyre som hjelper indusere søvn) til hjernen. Det hjelper også øke Serotonin.

Noen før sengetid snack ideer inkluderer:

- *Varme glass melk med honning,*
- *En liten skål med havregryn*
- *Frokostblanding med lettmelk*
- *Yoghurt med granola drysset på toppen*
- *Halvparten av en bagel toppet med peanøttsmør*
- *Fem hel-korn kjeks med en unse ost*
- *Skiver eple med en unse ost eller peanøttsmø.*
- *En banan.*

god natt!
hyggelig drømmer min venn!

Sheila Ber , 2015 .

Ansvarsfraskrivelse,

Sheila Ber Biografi   2015.

Profesjonelt:

Jeg er **Mikrobiologisk/kjemisk teknolog**, jobber som **Naturopathic konsulent**.
Jeg jobbet i mikrobiologi og kjemi, i ca 15 år, i farmasøytiske samt kosmetikk industrien.
Jeg var også involvert i forskning og utvikling, og i formuleringer av en rekke produkter.

Personlig:

Vanligvis jeg en ukonvensjonell person, men gjennom årene har jeg blitt litt mer konvensjonelle.
Jeg liker ting å være rett, enkel og ukomplisert.

*Jeg liker å hjelpe folk, og gi råd hvor, og når jeg
kan.
Jeg vise alt, situasjoner, fra ulike perspektiver, og
avstå fra å dømme alle.
Vi er de vi er, på grunn av de utallige anledninger
og forhold som gjorde oss hvem vi er og hvor vi er!*

* * *

Jeg *bor i:*
Toronto, Canada.

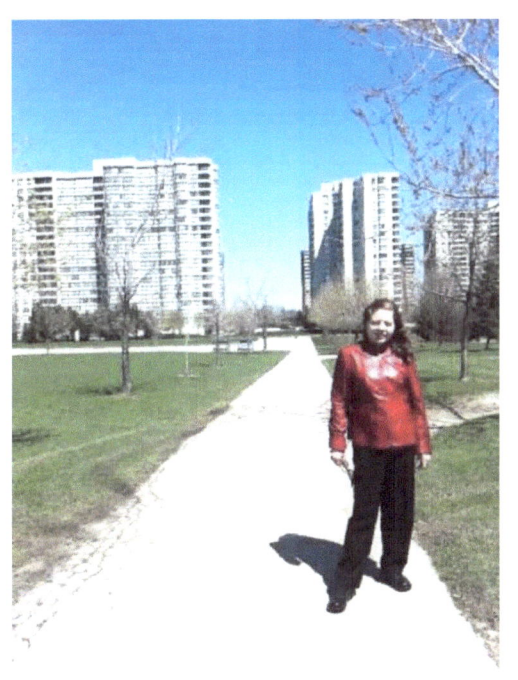

SHEILA BER, 2015.
(SHULLA)

Denne boken er nå tilgjengelig på:

www.Amazon.com
www.createspace.com
www.kobobooks.com
www.Indigo.Chapters.ca
www.ebay.com